Bibliothèque historique de la « France Médicale »

Des médicaments

d'origine humaine et animale

prescrits en Europe au Moyen-Age
et au temps de la Renaissance

PAR LE

Dr L. REUTTER

Privat Docent à l'Université de Genève

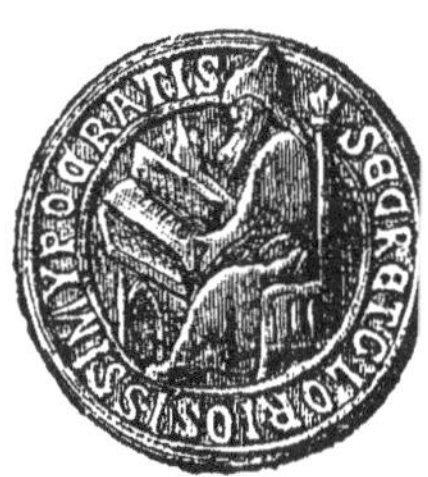

PARIS

HONORÉ CHAMPION

5, QUAI MALAQUAIS, 5

—

1913

N° 51

Bibliothèque historique de la « France Médicale »

Des médicaments

d'origine humaine et animale

prescrits en Europe au Moyen-Age

et au temps de la Renaissance

PAR LE

Dr L. REUTTER

Privat Docent à l'Université de Genève

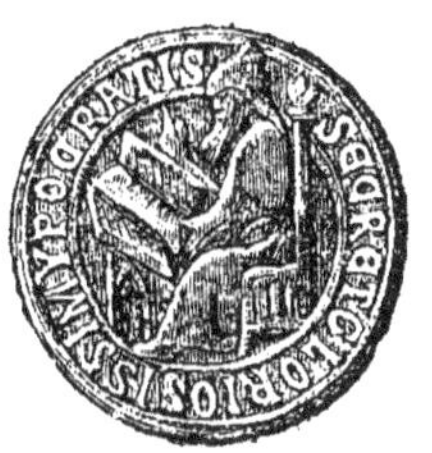

PARIS

HONORÉ CHAMPION

5, QUAI MALAQUAIS, 5

1913

N° 51

A

Monsieur le Dr Paul DORVEAUX

Bibliothécaire en chef
de l'École supérieure de Pharmacie de Paris

HOMMAGE RESPECTUEUX

Dr Louis REUTTER

Des médicaments d'origine humaine et animale prescrits en Europe au Moyen Age et au temps de la Renaissance.

I. — PRÉFACE

Les Arabes envahirent non seulement l'Orient, mais établirent aussi leur domination en Occident vers la fin du viie et au commencement du viiie siècle. Leur puissance et leur pouvoir s'étendaient du sud de la France et de l'Espagne, au Maroc et en Egypte, c'est-à-dire sur tout le littoral de la Méditerranée. Vaincus à Poitiers et à Tours par Charles Martel, ils ne purent pénétrer plus avant en France et en Europe, dont ils détinrent en leurs mains pendant longtemps le commerce mondial.

Tous les produits africains, asiatiques, européens s'échangeaient à la Mecque, la capitale des Califes, la ville trois fois sainte, où fut fondée la première grande université arabe.

Cet exemple fut suivi par d'autres villes, de sorte que les mathématiques, la géographie, la médecine furent enseignées dans de nombreuses universités mahométanes.

Les futurs savants européens, désirant s'adonner aux sciences, durent visiter ces écoles et suivre les cours de leurs professeurs qui y enseignaient leur thérapie particulière, mais aussi la médecine indoue, grecque et romaine qu'ils avaient faite leur.

C'est la raison pour laquelle, de nos jours encore, l'influence arabe se fait sentir dans plusieurs dénominations officinales, tant botaniques que chimiques et physiques.

La culture arabe atteignit son apogée du xe au xiiie siècle, particulièrement sous le règne d'Ard-Er-Rahman II, qui vécut de l'an 912 à 961. Nous possédons datant de cette époque de nombreux ouvrages scientifiques, parmi lesquels nous mentionnerons ceux *d'Alkindus* (Abû Jûsuf Jà qûb ibn Jischaq) intitulé : « *Liber de Medicamentis compositis* » ; de *Rhazes* « *Liber Medicinalis Almansoris* » ; de *Joh Mesue le jeune*, « *Antidotarium et Practica Medicinarum particularium* » ; *d'Avicenna*, « *Canon Medicinæ* » dans lesquels ils mentionnent la Mumia comme une drogue officinale (1).

Les Arabes influencèrent naturellement par leurs écrits et par leurs savants la nouvelle école de médecine de Salerne datant du viie siècle, qui forma des hommes de valeur.

Citons parmi ceux-ci : Constantinus Africanus, Joh. Platearius, Maître Bartholomaeus,.... qui publièrent des œuvres considérables. Celles-ci firent autorité du xie au xviiie siècle (voir : *das Handbuch der Pharmanognosie* de mon vénéré Maître le *Professeur Tschirch*, de Berne) (2).

Sous l'influence intellectuelle de ces hommes, l'Europe sortit du sommeil léthargique dans lequel elle avait été plongée par l'invasion barbare, de sorte que de nombreuses universités se fondèrent, en l'an 800 à

---

(1) Dr L. Reutter, De la Momie ou d'un médicament démodé. Paris, 1913, et Bulletin des Sciences Pharmacologiques, 1912-1913.
(2) Handbuch der Pharmakognosie I Band., fol. 594 et suivantes.

— 5 —

Paris, en 1189 à *Montpellier*, en 1222 à *Padoue*, en 1224 à *Naples*, en 1234 à *Toulouse*, en 1364 à *Vienne*, en 1386 à *Heidelberg*, etc., etc.

Les titulaires des chaires de médecine de ces universités étaient tenus de lire le « *de Simplicibus* », basé sur les travaux des anciens, particulièrement sur ceux de *Dioscoride*.

Les élèves de ces nombreuses universités publièrent naturellement une grande quantité d'ouvrages scientifiques, parmi lesquels nous ne mentionnerons que ceux se rapportant à la Pharmacognosie ou à la médecine : « *Spiegel der Arznei, 1532* », par BRUNFELS, « *Annotationes de Simplicibus Argentor, 1532* », par LEONHARD FUCHS, » *Clavis Pharmaceutica Halle, 1675* », par HOFFMANN, puis les œuvres de JACQUES et PAUL CONTANT, apothicaires à *Poitiers*, pour ne citer que les principales.

De nombreuses Pharmacopées remontent aussi à cette époque, telle la *Pharmacopea Londinensis 1618* où sont énumérées plus de 200 drogues, provenant du règne animal ; mentionnons parmi ces dernières l'Axungia hominis, le Stercus hominis, le Stercus Equinon castrati, l'Urina Caprae, l'Urina Hominis, l'Urina Pueri impuberis, l'Urina adulti, les Testes Equi, les Testes Galli, la Momie égyptienne, etc.

Les Esculapes d'alors faisaient dériver le mot Momie de Mum (1). *Pénicher* (2), ancien garde des marchands apothicaires de Paris, dit à ce sujet : Les Pères Jésuites *Martini* et *Kirkler* ne s'accordent point sur cette étymologie : « celui-ci veut que Mum soit un mot persan, et l'autre un mot arabe qui signifie cire,

---

(1) Dr L. Reutter, De la Momie ou d'un médicament démodé Paris, 1913.

(2) Pénicher, Traité des Embaumements selon les anciens et les modernes, Paris, 1699.

soit à cause qu'un cadavre rempli d'aromates est comme de la cire molle, soit aussi qu'anciennement on le
conservât dans de la cire ; d'autres le dérivent d'un
mot persan qui signifie un corps desséché, et quelques
savants font venir Momie d'Amomum. »

Selon *Ambroise Paré* (1), la Mumie a pris son nom
et origine des anciens Juifs Arabes et Chaldéens et
principalement des anciens Egyptiens. Mumia est un
mot Arabe : « Et par les dicts Arabes ont esté appelez
Mumie qui vault autant dire : un corps mort accoustré
de choses odoriférantes et conservatrices de pourriture.

II. — DIFFÉRENTES DROGUES UTILISÉES EN THÉRAPIE

Parcourons sommairement les diverses Pharmacopées de cette époque et notons quelles étaient alors les
drogues en valeur :

Cette coutume de prescrire des excréments ou des parties animales et humaines remontait au 1er siècle après
Jésus-Christ, voire aux temps des Egyptiens, quoique
Galien désapprouvât les prescriptions ordonnant aux
patients d'absorber des testicules d'homme ou d'animaux, de boire de l'urine, et d'utiliser de l'axonge
humaine, etc..

Les *Secrets de Médecine et de la philosophie chymique de Jean Liebaut* prescrivaient (fol. 37) d'utiliser l'eau de fiente d'homme comme suit : Eau distillée
par l'alambic de fiente d'homme rouge ou rousseau est
souveraine pour les fistules, rougeurs et obscuritez
d'yeux, pour ôter la taie des yeux, estancher les lar-
mes ; si vous en mettez quelques gouttes dans l'œil elle
guérit l'escare et rend les cicatrices belles, etc..

---

(1) Discours d'Ambroise Paré. De la Mumie. Paris, 1582.
Voir Bulletin des sciences Pharmacologiques : nov. 1912, par le
Dr L. Reutter.

Prise en breuvage secourt les épileptiques, etc., etc.

Voici une prescription servant à préparer l'eau de sang d'homme. C'est l'eau distillée du sang d'un jeune homme, bien dispos et bien sain, de l'âge de vingt ans ou environ : « laissez le reposer au vaisseau, jusqu'à ce qu'il soit refroidy et que la sérosité soit séparée du sang et nage par-dessus, que jetterez hors, puis mettez la bouteille dans fiente de cheval l'espace de 16 jours, afin qu'il puisse pourrir, après distillez en alambic. Telle eau est singulière pour les gouttes et les fluxions sur les ioinctures, si les lieux malades en sont fomentez ».

Nous y trouvons aussi une quantité de recettes pour préparer l'eau de Chappon, l'eau de grenouille, l'eau de sperme de grenouilles.

Voici une autre prescription pour préparer *Huile fort bonne pour tous les nerfs, ioinctures, goutte*, etc. :

« Prenez urine de petits enfants vingt livres.

Soufre 1 liv. et chaux non esteinte 2 liv., faites les cuire dans l'urine, si bien que l'urine les surpasse d'une paume et jusques à ce que l'urine soit devenue verdâtre, etc. »

Nous trouvons aussi mentionnées dans cet ouvrage les préparations de l'Huile de Serpent rouge contre les escrouelles, de l'Huile de fourmis, etc., et la manière de préparer l'Huile contre les chancres à l'aide de vitriol et d'huile d'olives.

L'esprit d'urine ou la liqueur du sel volatil, de l'urine mérite d'être conservée dit Ettmuller (1), mais qu'on ne la prépare pas par des fomentations puantes, par des évaporations lentes et ennuyeuses pour épaissir l'urine, ni par d'autres semblables détours, puisqu'on en tire d'aussi bonne et en quantité suffisante pour l'usage de la médecine par une méthode plus courte, en distillant les sels ammoniac avec le sel de

____

(1) Pharmacopée raisonnée de Schneder, par Ettmuller. Lyon, 1710.

tartre délayé dans l'eau simple et dans l'esprit de vin
ou bien avec de la chaux vive humectée d'une disso-
lution de sel ammoniac, qui communique peut-être une
partie de sa volatilité ; de cette manière la liqueur
sera plus chargée et plus pesante que l'esprit de vin
distillé sur le sel ammoniac.

Le restant de la distillation n'est pas à rejeter, car
si on s'est servi de chaux vive, il restera dans la tête
morte, le sel ammoniac fixe si recherché, même pour
l'usage interne.

Au reste je ne saurais jamais souffrir qu'on rejette
sans raison cet esprit très subtil et qui mérite d'être
ajouté à l'esprit urineux de sel ammoniac, lequel sort
toujours du premier.

Le même auteur dit fol. 199 : « La fiente de souris
est la principale entre les fientes des animaux ; pour
purger, trois à quatre crotes données aux petits enfans
dans le lait de la mère, les lachent fort bien, et ce remède
n'est pas à mépriser dans les constipations du ventre
opiniatres. »

Voici sa prescription (fol. 83) contre les taches de
rousseur :

Il faut avoir un lièvre tué, et non étranglé ni étouffé.
On le pend à l'ordinaire par les pieds de derrière, on
le dépouille et on tire avec soin tout son sang caillé
ou non. On doit avoir en même temps des balances
avec deux vases. dont on aura fait la tare. Dans l'un
de ces vases on met le sang du lièvre, et dans l'autre,
poids pour poids, autant d'urine de la personne pour
qui on prépare le remède, etc.

Il prescrivait ensuite de distiller ce mélange et d'ap-
pliquer le distillat sur les taches de rousseur de la personne, qui devait avoir jeuné les 3 jours précédents.

Meuve (1) nous apprend que Dioscoride prétendait

(1) Dictionnaire pharmaceutique ou Apparat de Médecine, Pharmacie et Chymie, par M. de Meuve. Paris, 1689.

que « la fiente de souris, appelée par les latins Mus cerda détrempée dans du vinaigre, est bonne à la pelade étant appliquée. Qu'estant liée avec de l'encens et du vin miellé, elle fait sortir la pierre et la gravelle, et qu'enfin étant appliquée en forme de suppositoires aux enfants elle leur lâche le ventre.

La *Pharmacopoeia Medica Chymica seu Thesaurus Pharmacologicus* a JOHANNO SCHRODERO (*Frankfurt*) énumère parmi les drogues officinales d'alors :

Epar Lupi   Pulmo Agni   Intestina Lupi
— porci   — Suis   — vulpi
— tauri   — Ursi   — etc.,
—· Vulpis   — etc.,
Testicula Apri   Umbellicus Infantis
De Ossibus Cranium Humanum   Ossa Hominis
— Lupi   — Lupi
— Vulpi
Medulla Canina   Ovilla Cervina
— cervina
Axungia Caponis   Urinæ Lupinum   Stercora diversa
— Humana   — Equinum
— Lupi   — puerorum   Excrementa —
— Ursi

Elle prescrivait de préparer la poudre suivante :

Rp.   TUNICAE INTERIOR VENTRICULI GALLINAE.
        Stercoris albi Galli
        IIb. Hernariæ
        Ct Cinnamomi, àà ℈ IV
            Semen Foeniculi
                Anisi àâ Z. i
        Mf.Pulv.Subt.

Les crânes humains calcinés servaient à préparer un Magisterium, puis une huile. On l'obtenait en les soumettant à la distillation sèche.

Elle préconisait d'ordonner les Medulla ossium aux épileptiques.

La *Parmacopeia Augustana*, 1734, prescrivait par exemple de préparer comme suit (fol. 165), le :

Dyasatyrium nicolai alexandrini

Rp.   Satyrii recentium succulentarum
         Pastinacae sativae recent
         Eryngii recentium
         Carnis scinci (lézard) veri ââ drachm duas
         etc.

Oleum scorpionum

Rp.   Scorpionum numero triginta
         Olei Amygdal : amar : libras duas
Macerentur in vase vitreo stricti orificii per dies triginta
in loco calido, postea colatum ad usus reponatur.

Oleum vulpinum mesuae

Rp. Vulpem integram vegetam exemtis interaneis.
         Aquae *fontanae libras tres*
         Olei veteris clari libras quatuor.
         Salis *uncias sex.*
         Coquantur et inter coquendum adjiciatur.
         Anethi
                  thymi ââ lib : una

Cranium hominis praeparatio

Rp. Rasuram Cranii humani violenta morte perempti ab
    omni immuditie et pinguendine liberati quantum volueris
    cotunde, et cum Aqua Liliorum, Convallium minitussime
    teratur postea exsiccetur.

Intestina lupi praeparatio

Rp. Intestinium Lupi secundum longitudinem sectum ac
    vino in quo Ruta et Foeniculum cocta fuerunt elotum
    atque in frusta dissectum exsiccetur et ruta obvolutum
    servetur.

Spermatis ranarum praeparatio

Rp. Sperma Ranarum triduo et ante Novilunium mense
    Martio collectum indatur sacco qui suspendatur et liquor
    resolutus inde exstillans colligatur, etc.

L'Albert Moderne (*Morat, 1777*) prescrivait pour
combattre les effets nocifs des morsures de chiens :

Lavez la plaie avec de la lessive de cendres de chêne et avec
de l'urine, et appliquez-y un cataplasme composé de Thériaque de Venise, d'Alliaria, de Rue et de Sel.

La phamacopée de Andrė Caille (1), *Lyon, 1574*, fol.
107, prescrivait même d'utiliser du sang de bouc, à la
place de sang humain, et de le préparer comme suit : Il
faut choisir le sang d'un bouc de 4 ans, qui soit en bon
point, ayant été nourri quelque temps avec vin blanc
et autres herbes, qui ayent la faculté de rompre le
calcul comme Fenouil Seseli Laurier. La moelle veut
être recueillie comme la gresse sur la fin de l'esté ou
au commencement de l'hiver, d'un animal estant en
fleur de âge, et la faut serrer en lieu sec, haut, et qui
regarde le septentrion.

André Caille (2) ajoute que, d'après Galien, toutes
les urines sont chaudes, les unes néanmoins plus que
les autres, selon que les animaux sont chauds ou froids ;
Matthiolus, dans ses commentaires sur Dioscoride, dit
que l'urine de l'homme est la plus faible de toutes,
excepté celle du porc ; l'homme et le porc sont de
même température pour la chair et pour l'urine ; mais
celle des sangliers est forte et les Italiens, particulièrement les Toscans, s'en servent contre les vers des petits
enfants ; pour cet effet ils mettent de l'huile dans la
vessie avec l'urine et la laissent sécher à la fumée jusqu'à ce qu'elle soit épaisse comme du miel. Ils en frot-
tent les narines, les tempes et le nombril des petits
enfants, lesquels s'en trouvent très bien. Le même auteur remarque qu'il l'a souvent expérimenté, et ajoute :
« Dioscoride dit aussi que les urines de plusieurs animaux sont bonnes à plusieurs et différentes maladies,
cependant Galien n'en fait pas grand cas. »

Dans le traité de la vertu des médicaments (3),

---

(1) Parmacopée ou la Manière de prescrire, etc., par André Caille
(Lyon, 1574). Elle ordonnait, de même que les autres traités, parmi
ses produits officinaux, le momie et de nombreuses drogues animales que nous ne mentionnerons pas.

(2) Parmacopée, par André Caille. Lyon, 1174.

(3) Traité de la Vertu des Médicamens (Paris, 1539), par Boer-
rhaave, fol. 260.

par Boerhaave traitant des laxatifs ou Eccoprotiques, nous lisons :

« Toutes les parties des animaux à demi corrompus, ainsi une chair à demie pourrie, lache le ventre, mais lorsqu'elle est plus gâtée, elle cause la diarrhée, et si elle est absolument gâtée, elle produit la dissentrie. »

Il préconisait en outre comme laxatifs usuels les huîtres, les défenses de poissons, les sucs d'animaux, leurs chairs, leurs excréments, ces derniers renfermant un sel rappelant le Nitre.

Boerhaave ajoute : il faut mélanger à ce sang les sucs exprimés des excréments des animaux, dont on se sert utilement dans les fièvres et dans d'autres maladies aiguës comme la petite vérole, la rougeole, etc..., et il cite, parmi les diurétiques, le sang qui est capable de coction, les parties solides des corps qui ont été broyées, etc...

Il faut les prendre à jeun dans un air froid et faire ensuite un peu d'exercice.

Mentionnons aussi quelques recettes tirées du livre intitulé *Theodori Zvingerie* (*Specimen materiae medicae*, Basileæ, 1722) (1), parmi les *Agrypia* :

    Rp. C : C : Philos : calc :
            Coral : rubr : ppt :
            Oculii cancr : ppt $zi3$

Parmi les *Epilepsia* :

    Rp. Pulv : Flor : Tilii
            — Paeon :
            — Primul :
            Sem Paeon : àâ ∋ ij
            Dent : Hippopot : ppt
            Cran : Human : àâ zi

---

(1) Theodori Zvingeri, Specimen Materiac Medicac, Basileae, 1722.

Rp.   Olei : e : fl : Slotan :
       Anethi cocti ââ z ii j
       Axungia Human : zij
       Olei expres : Nucist : ziB
       Semen Papaver: alb : Ɔ iiᴊ
       Destil : Majoran : Ɔ ij.
M. ad Pyxid ac bis velter de die inungatur.

Parmi les *Febres* :

Rp.   Occul : canc : ppt :
       Ebor ppt : ââ. zij
       Antim : diaph :
       Pulv : Viperar : ââ zi.
Rp.   Amygd : dulc : recent : excort :
       Semin : Cucum :
          — Cucurbit :
          — Melon : ââ Ɔ ij
       Aq : Lactuc :
          — Cichor : ââ ℥ iB
Fiat. Emulsio cui adde
       Syr : Mymph : ℥ B.
       Occul : Oᵧ ppt Ɔ i
       Antimon : diaph Ɔ B.
MD.   Pro Dosi mane ac vesperi repetenda

Parmi les *Cardiaca :*

Rp. Axung : Cervin : ℥ B
       —   Castor : ziB
    Ol :   Amygdal :
       —   Anethi : ââ zij
       —   Stellat : zB
    M.   Detur ad Pyxid

Parmi les *Anoxeria* :

Rp.   Rad : Aron :
       Rad : Pinpinell : ââ Ɔ ij
       Rad : Cichor :
          zB
       Ventriculi Galli ppt zi
       etc.

Parmi les *Vomitifs :*

    Rp.   Olei Nuc Mosch : exp zB
          Pulv : fol : Menth exp zi
          Ovuli Gg ppt
          Ebor zij
          Sacch : cpt : zvj
          MF Pulv.

Dans les *De remediis carminativis ·*

    Rp.   Axung : Human :
          —   Canis :
          —   Capon :
          —   Anserin : ââ zi
          Ol : dest : Bacc : Juniper :
          etc.
          Spir : Vini : Camphor : zi
          M ad OLL

Dans *la Méthode de consulter et de prescrire les formules de médecine*, par Michel Ettmuller (Lyon 1698), nous trouvons les différentes drogues utilisées en pharmacie, telles le tamarin, la scammonée, le jalape, la thériaque, l'anis, le fenouil, le gingembre, la sauge, la coriandre, la menthe, la cannelle, l'opium, la muscade, le cardamome, etc., etc., qui toutes rentraient dans la préparation des tablettes, des pilules, des sirops, des émulsions, des poudres, des électuaires, des extraits dont nous ne pouvons entreprendre ici l'étude détaillée et qui furent aussi mentionnées par les diverses pharmacopées de cette époque.

Pour arrêter les hémorragies de la matrice, Ettmuller prescrivait les recettes suivantes :

    Rp.   yeux d'écrevisses Ɵij
          terre sigillée Ɵj
          ,.udanum opiatum gr ij

qu'il faut prendre avec du vinaigre :

Rp.   Os de sèche
      Mâchoire de brochets
      Ivoire brûlé ââ gr XII
      Sel d'absinthe gr. V j

Pour le flux menstruel :

Rp.   fiente de pigeons calcinée zij
      safran du Levant zβ
      Myrrhe gr XV

Voici une autre prescription propre à arrêter les hémorragies : « le sang, qui coule par trop de quelque partie du corps que ce soit, est incontinant arresté, si vous mettez de la fiente de pourceau encore chaude, et enveloppez de taffetas, la matrice de la femme, ou en quelque autre lieu, duquel le sang coule en abondance.

« Ce qui est plutôt escrit pour les rustiques que pour les nobles, afin qu'on fasse selon le saint, l'offrande. Mais on l'arrêtait aussi en répétant trois fois :

« Sanguis Mane in te sicut fecit Christus in se, Sanguis mane in tua vena sicut Christus in sua poena, Sanguis mane fixus sicut Christus quando fuit crucifixus. »

M. le Dr Stauffer a bien voulu me communiquer le remède suivant, employé autrefois contre l'inflammation de la luette :

« L'excrément sec de l'enfant, mélangé avec du miel attique, est un excellent remède contre les inflammations de luette, qui menacent de suffocation. Mais il faut nourrir cet enfant-là, deux jours de Lupins, bon pain assez levé et salé, et lui faut bailler à boire médiocrement du vin vieil afin qu'il cuise fort bien.

« Le troisième jour, il faut faire sécher l'excrément et en faire comme il a été dit.

« On lui pourrait bailler à manger de la chair de poules et de perdrix femelles bouillies, si elle ne rendait l'excrément plus puant.

« Ce secret est de Galien, qu'il apprit de quelqu'un à grandes prières comme il escrit lui-même. Non seulement l'excrément de l'enfant était utilisé, mais aussi le fiel de la Tortue, que l'on prescrivait aux épileptiques, puis la petite pierre des arouelles prises au nid. »

Le médicament du roi du Danemark contre le mal caduc consistait dans le mélange suivant :

« Prenez le crâne ou teste d'un homme, principalement d'un pendu et non d'un mort par accident et par maladie, faistez le rostir sur le gril et le mettez en poudre.

« Prenez après 3 grains de pivoine et les baillez au malade le matin, avec 1 drachme de la sus-dite poudre et d'eau de lavande à la quantité d'une cuillerée. »

« Le lendemain et le troisième jour faites en autant. »

La chronique de Savoye, par Guillaume PARADIN, chanoine de BEAUJEU (1), dit en parlant du Valais...

« Le sang et la gresse du bouquetin est une médecine souveraine contre la pleurésie, et le sang caillé est un singulier remède pour ceux qui ont difficulté de respirer. Le mélèze a une vertu spéciale, etc. »

Parlant des *Cranium Humana* il insiste sur ce que les crânes humains destinés à être réduits en poudre doivent provenir de personnes condamnées à mort, ayant été pendues ou décapitées, ou de soldats tués à l'ennemi lors d'une bataille, la force vitale de ce corps ayant pu se concentrer en un point.

Ce remède est très efficace pour combattre l'épilepsie.

On vend parfois, dit-il, dans les officines, des crânes

---

(1) Lyon, 1602.

provenant de personnes mortes de maladie, mais c'est une infamie, vu qu'ils ne possèdent aucun effet thérapeutique, ni aucune force vitale.

Il remarqua même, en 1701, qu'ayant ordonné à un petit enfant de Giesen, souffrant de crises épileptiques, un peu de poudre provenant du crâne d'un homme qui ne mourut pas de mort violente, le malade ne guérit pas.

Meuve enseignait aussi la manière de préparer une quantité de formules parmi lesquelles une prescription de VALENTINUS concernant l'*Axungia Humana*.

Le *Dispensatorium austriaco Viennense* 1737 prescrivait le remède suivant :

Spiritus epilepticus puerorum.

R. p. Vituoli Hungarici librae quatuor addantur Urinae puerorum sanorum recenta collectae librae quatuor.

La pharmacopœa Nova Rulandi in qua reposita sunt Stercora et urinae (Norib., 1644) et le livre de *Paullinus* qui fut édité (1) et réédité en 1714, 1734, 1748, recommandaient d'utiliser les excréments de crocodile, de lièvre, de chien, de souris, d'oie, de pigeon, de chèvre, de cheval, de vache, parmi les drogues officinales déjà mentionnées.

Le titre exact de l'œuvre de Paulinus est (*Neuvermehrte heylsome Dreckapotheke*).

On préparait, comme nous l'avons vu, avec ces médicaments des mélanges possédant des vertus thérapeutiques très appréciées.

On mélangeait des cervelles d'âne à des poumons de cerfs, à des crânes humains pulvérisés, à du sucre et à des drogues végétales, voire même à de la momie, sous forme de Latverges.

---

(1) E. F. Paulini, Pharmacopœa Nova Rulandi in qua reposita sunt stercora et urinae. Norib., 1644.

Voir les prescriptions du médecin Mouffet, qui ordonnait des mélanges d'excréments d'âne, de chien, de mulet, de souris, d'homme à de la poudre de momie, à de l'asphalte et à des crânes humains pulvérisés.

Il préconisait aussi comme remèdes les poumons de renard, de loup, les intestins de renard, de chien, le cœur de divers animaux et conseillait l'emploi des crânes pulvérisés pour combattre l'épilepsie.

On prescrivait aussi, au xi⁰ siècle, chez les Juifs une poudre formée d'os desséchés d'humains et d'animaux découverts dans les sables mouvants du désert. Ils l'additionnaient parfois d'hydromel pour préparer un breuvage ayant la vertu de guérir toutes sortes de maladie, voir Stern (1), qui mentionnait aussi qu'au Maroc cette poudre était réputée comme néfaste et toxique.

La Pharmacopée royale de Charas nous enseigne la méthode de préparer un électuaire de chasteté, un électuaire de puissance.

Voici la formule de ce dernier.

Prenez l'électuaire de satyrium, du priape de taureau et de cerf, des testicules de cheval, de la poudre des trois poivres, du musc, de l'ambre, etc. Il fortifie les nerfs, il recrée le cerveau, le cœur et excite la semence.

Le cataplasme de crottes de chien se préparait comme suit.

Prenez des crottes blanches de chien, de la pulpe de conserves de roses rouges, etc.

Tandis qu'il rentrait dans la préparation du *baume de Joseph* : de l'extrait de Mumie, du Tabac, de la

---

(1) Bernard Stern, Aberglaude und Geschlechts Leben in der Turkei. Berlin, 1903, fol. 209.

graisse de blaireau et de la graisse d'homme, de vipère, de chien, de bouc, et de taupe.

Pomet (1), dans son *Histoire générale des drogues
simples*, s'exprimait ainsi au sujet des drogues humaines :

« Nous vendons aussi dans nos boutiques de l'axonge
humain, que nous faisons venir de plusieurs endroits.

« Mais comme chacun le sait à Paris, le Maître des
Hautes œuvres en vend à chacun qui en a besoin.

« On estime l'axonge ou graisse humaine fort convenable pour les rhumatismes et autres maladies provenant de causes froides.

« Outre l'axonge, nous vendons le selfixe et volatile,
du sang, des crânes, des cheveux, des urines et beaucoup d'autres préparations chymiques que l'on trouvera
fort bien décrites dans la *Pharmacopée royale galé-
nique et chymique de Charas*, folio 771. »

On utilisait en outre l'Usnée humaine (2), qu'il décrit comme suit.

« Les droguistes d'Angleterre et tous ceux de Londres
vendent encore des têtes de morts, sur lesquelles il y a
une petite mousse verdâtre, à qui on a donné le nom
d'Usnée, à cause de la ressemblance qu'elle a avec la
mousse.

« Le crâne des criminels nouvellement pendus
dépouillé de son panicule charneux, vuidé de sa cer-
velle et de tout ce qu'il contient, bien lavé, séché, vaut
incomparablement mieux. »

Pomet rendait les pharmaciens d'alors attentifs aux
fraudes de l'Usnée, prescrite pour la préparation de
l'onguent sympathique ou constellé, utilisé pour guérir
le mal caduc.

____

(1) Histoire générale des drogues simples, *Paris*, 1694.
(2) D' *L. Reutter*, De la Mumie et d'un médicament démoli.
Paris, 1913.

Valentinus (1) fait aussi la description de l'Usnée qui, dit-il, est souvent falsifiée par de la mousse croissant sur les crânes, et les bras et les jambes d'hommes qui ne moururent pas par la pendaison ou par la roue. Cette usnée-là n'est pas efficace.

Daniel Ludovicus (2), au contraire, dans son Traité du choix des médicaments, dit que toute sorte de mousse est de nature styptique et leur attribue à toutes la même efficacité, néanmoins la mousse ou usnée qui croît sur le crâne d'un homme décédé de mort violente a ce privilège par dessus les autres, qu'elle a été imprégnée de la rosée ou du suc nourricier microcosmique et renferme une mumie spirituelle.

Il est naturel que certaines parties animales furent aussi préparées d'une manière spéciale.

Les Eléments de pharmacie (3), fol. 78, nous enseignent la préparation des poumons de renard, des foies de loup, etc.

« On prend l'une ou l'autre partie molle des animaux (voir Sylvius, fol. 216), on en sépare toute la graisse avec grand soin, on les coupe par morceaux, on les lave ensuite dans du vin blanc à plusieurs reprises, ou les met au bain-marie sans eau, afin de les dessécher promptement à la chaleur de l'eau bouillante.

« Lorsqu'elles sont parfaitement séchées, on les casse par morceaux et on les enferme dans des bouteilles bien bouchées afin de les mieux conserver.

« On donnait ces drogues depuis 24 grains jusqu'à 1 gros, dans le cas de coliques venteuses ; le foie de veau

---

(1) Michaelis Bernardi Valentini. Historia simplicium reformata sub Musei Musseorum a Johanno ConradoBeckero Frankyfurti ad Moeno 1716.

(2) Traité du choix des médicaments, par Daniel Ludovicus, comment. par Michel Ettmuller, Lyon, 1710, fol. 485.

(3) Eléments de Pharmacie, par *M. Baumé*. Paris, 1775.

et les poumons de renard contre les maladies de poitrine, l'asthme et la phtisie. »

Les vipères se préparaient comme suit :

« On choisit d'abord celles qui sont bien vives et bien saines, on leur coupe la tête, ou leur ôte la peau et tous les viscères, puis on les fait ensuite sécher au soleil pour pouvoir les mettre en poudre. »

On attribue à la vipère la vertu de purifier le sang, d'être sudorifique, de chasser les mauvaises humeurs en provoquant la transpiration, de résister au venin. On la donne en poudre à la dose de 8 grains jusqu'à un scrupule.

Les vers de terre sont, dit-il, diurétiques et sudorifiques, bons pour la pierre.

BAUMÉ (1) indique la préparation de l'eau de Frai de Grenouilles :

« On met dans le bain-marie d'un alambic la quantité de Frai de Grenouilles que l'on veut, puis on procède à la distillation jusqu'à ce qu'il soit entièrement desséché. »

Cette eau de Frai de Grenouilles est rafraîchissante.

CHARAS, ancien pharmacien à Paris, dit que le bouillon de vipère possède une vertu rénovatrice, cet animal se dépouillant deux fois par an de sa peau, qui se renouvelle d'elle-même.

L'ABBÉ ROUSSEAU, *dans les Secrets et Remèdes éprouvés dont les préparations ont été faites au Louvre*, conseillait d'ordonner l'essence de vipère provenant de vipères desséchées sur un feu doux et soumises à la distillation.

On l'utilisait pour combattre le venin de ce reptile, tandis que la tête de l'animal, pelée et absorbée, était un antivenimeux et un remède excellent contre les esquinancies.

____

(1) Eléments de Pharmacie, par *M. Baumé*. Paris, 1775.

Le Bezoard provenait de l'estomac d'une sorte de bouc, vivant en Orient ; cette drogue était prescrite comme alexitère, de sorte que de nombreux travaux furent publiés pour démontrer son efficacité ; mentionnons entre autres le *Traicté de l'origine, vertus, propriétez et Usages de la pierre bézoard* (1), par LAURENS CATELAN.

SAVARY prétendait, dans son *Dictionnaire du commerce*, publié en 1741, que la pierre de ce précieux animal valait de 3 à 4 cents livres.

Pierre Pomet (2) dit que l'usage du Bézoard « estait autrefois fort fréquent et qu'on l'estime fort propre contre les vertiges, l'épilepsie, les palpitations de cœur, la jaunisse, la colique, la dyssenterie. Les belles qualitez de cette pierre sont cause, ajoute-t-il, que les Hébreux luy ont donné le nom de Bel-zoard, ce qui signifie *maître du venin* ».

Les araignées étaient aussi utilisées dans la préparation des onguents et des huiles. On en faisait, suivant LIBAVIUS, une huile empyrheumatique. ETTMULLER la considérait comme un excellent fébrifuge et MATTHIOLE en employait la toile « pour estancher le sang et garder d'inflammation les playes superficiaires ».

Voici quelques prix concernant ces médicaments :

Une once Axungiæ		Anaris valait 4 cruc.
—	—	Canae == 2.
—	—	Castorei == 1 flor.
—	—	Equi == 2 cruc.
—	—	Gallinae == 3 cruc.
—	—	Leporis == 8.
—	—	Porci == 1.
—	—	Viperarium == 1. Fl : 30 c.

(1) Traicté de l'origine, Vertus, propriétez de la pierre Bézoar. Montpellier, 1623, par *Laurens Catelan*.

(2) *Pierre Pomet*. Histoire générale des drogues. Paris, 1694.

Une once Axungiæ Ursi = 14 cruc.
   —   —   Vulpis = 2
   —   —   Hominis = 16.

III. — DE L'UTILITÉ DE CES DROGUES
DANS LA THÉRAPEUTIQUE

Ces drogues furent ordonnées pas divers médecins
voire Lazare Rivière, qui s'exprimait comme suit :

Voici un remède très curieux, servant à guérir la
phtisie (1) : « L'illustre baron N. ensuite d'une maladie
d'armée et d'une longue dissenterie tomba dans une
fièvre presque marasmode. Il fût guéri en absorbant
le remède suivant : scavoir par un bouillon, dans lequel il faisait cuire des limaces rouges sauvages, net-
toyées et éventrées et lavées dans l'eau rose. »

Le même auteur citait le cas d'une dame, qui fut
guérie de la phtisie, en prenant de la chair d'un loup
réduite en poudre.

La pratique de la médecine (2) ordonnait de préparer contre *l'Hémoptose* les pilules suivantes :

« Prenez du mucilage, de la gomme arabique et tra-
gacant, tiré dans de l'eau de plantin deux drachmes,
de la mumie, du mastic, de chacun une drachme, du
sucre rosât une quantité suffisante.

« Faites-en des pilules que vous tiendrez continuellement sur la langue. »

Il ajoute que Galien prescrivait en cas d'hémorragies
« un liquide agréable n'excitant pas la toux, dissol-
vant le sang caillé et resserrant légèrement, formé d'une
drogue telle que le carabé ou de la mumie ».

---

(1) Les observatins de médecine de *Lazare Rivière*. Lyon,
1588, fol. 513.
(2) La pratique de la médecine avec la théorie, tome I, par *Lazare Rivière*. Lyon, 1690.

Le Portugais ZACUTUS (1) rapportait avoir guéri une épouvantable hémorragie à un septuagénaire tout décharné et affoibly, avec de la fiente d'âne réduite en poudre très fine, et FINKIUS assurait qu'un crapaud desséché et pulvérisé avait un effet surprenant sur ce mal.

JEAN GOEUROT, médecin de François Ier, prescrivait le remède suivant contre la jaunisse. « Prenez lombricz de terre, et les lavez en vin blanc et les faites sécher, puis en donnez une petite cuillerée avec vin blanc. »

Contre la goutte : « Prenez une oye grasse qui soit plumée et nettoyée du dedans, puis chattons bien nourriz, hachez bien menu avec sel commun et soient rostiz à petit feu. Et ce qui sera distillé soit retenu pour faire onction.

Un manuel de 1716 enseignait que la fiente humaine était un digestif, un amollissant, un révulsif, qui était utilisé aussi pour calmer les douleurs causées par sortilège ; sous forme de cataplasme, c'était le remède par excellence pour faire mûrir les abcès, les tumeurs, l'esquinancie.

Appliquée chaude, la fiente humaine, dit-il, calme la douleur de la podagre, et mise sur les charbons et bubons pestilentiels, elle apaise la douleur et attire le venin.

Avec de la fiente humaine, *Charas* (2) ordonnait de préparer une huile ; on la distillait à l'alambic une fois desséchée au soleil, ce qui lui faisait perdre sa mauvaise odeur ; elle était recommandée pour la guérison des érisypèles, des ulcères et contre la teigne.

ARNAULT DE NOBLEVILLE préconisait l'emploi de la fiente humaine pour rejoindre et glutiner les plaies. Ce remède reçut l'approbation de feu DESPRES, chirurgien de l'Hôpital de la Charité à Paris.

---

(1) De la pratique des histoires, ch. II, liv. dernier, voir la pratique de la Médecine avec la Théorie, par *Lazare Rivière*. Lyon,
1584, tome I, fol 431.

(2) *Charas*. Pharmacopée Royale, 1691, fol. 573.

Jean Liebaut (1) écrivait que l'eau distillée de fiente
d'homme rouge ou rousseau est souveraine pour les
fistules, rougeurs et obscuritez d'yeux.

Cette fiente était dénommée par les Esculapes d'a-
lors, carbon humanum, carbon oletùm, sulfure occiden-
tale, vu que selon les données du chimiste *Glauber*
elle contenait du soufre minéral.

Le docteur Salentin (2) dit avoir connu une dame
de grande qualité, qui, par l'usage de *l'eau stercorale*,
avait conservé jusque dans un âge fort avancé la plus
belle peau et le plus beau *teint* du monde. Pour ce
faire, elle avait un jeune domestique, bien sain, dont
le devoir était de satisfaire, aux besoins de la nature
dans un bassin de cuivre *étamé*, garni d'un couvercle
fermant hermétiquement; la chose faite, le bassin était
aussitôt recouvert de peur *d'évaporation* ; lorsque le
jeune homme jugeait le tout refroidi, il recueillait soi-
gneusement l'eau qui s'était attachée au *couvercle*, il
la mettait alors dans un flacon afin de la conserver.

L'huile stercorale obtenue par distillation est bonne
en liniment contre la teigne, les dartres, l'érisypèle ul-
céreux et le cancer, surtout contre celui des mamelles.

La semence humaine ou sperme sert à délier l'aiguil-
lette et les charmes amoureux, on en prépare une mumie magnétique, utile pour donner de l'amour mu-
tuellement.

Pierre André (3) dit aussi, en parlant de la fiente de
vache nourrie en troupeau, « qu'appliquée fraîche elle
mitige les inflammations des playes : on l'enveloppe de
feuilles ».

« Elle apaise les douleurs de la sciatique si on la fo-
mente réduite en liniment. La fiente de bœuf sert par-

---

(1) *Liebaut*, Quatre livres de secrets de médecine.
(2) Ephémérides d'Allemagne, tome IX, 1752.
(3) Pharmacopée de *M. P. André*, médecin. Lyon, 1574.

ticulièrement à retenir en son lieu la matrice relâchée. La fiente d'ouailles destrampée avec vinaigre guérit les épinyctides, les verrues rondes.

« Les layes du sanglier séchées, bues en vin, arrestent le crachement de sang, appaisent les vieilles douleurs du costé ; beues avec vinaigre, sont bonnes aux ruptions et convulsions.

« La fiente des ânes et des chevaux, tant crue que brûlée avec vinaigre, estanche tout flux de sang. »

« On applique, dit-il, le sang des ramiers, des tourterelles, des perdrix, aux yeux dans lesquels il y a du sang espandu, aux playes fraîches d'iceux et aux yeux de ceux qui ne voyent rien, venant la nuit.

« Le sang du lièvre appliqué tout chaud oste les lentilles et taches du visage. Le sang de la tortue de mer mélangé avec du cumin, du vin et caillé est bon à ceux que les serpents auront mordus, puis il ajoute : on dit que le sang menstruel des femmes appliqué comme un liniment, garde les femmes de concevoir, voire si elles passent seulement par-dessus, et qu'appliqué sur les gouttes et érisypèles allège la douleur. »

Les commentaires de M. Pierre André Matthioli, médecin Siennois (Lyon, 1579), ajoutent :

« Le sang dict menstruel des femmes, principalement cholères et qui tansent volontiers contre leurs voisines, ensorcelle tellement et infecte ceux qui en boivent qu'il les rend insensez et lunatics. Pour ce il y a des femmes méchantes et malheureuses, qui poussées du diable en baillent à leurs propres maris et à d'autres qu'elles ont en haine. Toutefois on y remédie avec perles pulvérizées prinses du poids d'un drachme en eau de mélisse.

« Le sang mensuel, desséché et pris intérieurement, est admirable contre le calcul et l'épilepsie ; appliqué extérieurement avec de la graisse de corbeau, il calme les douleurs de la goutte.

« Le premier sang menstruel, appelé *Zénith Juve-*

nula, est le meilleur. L'arrière-faix ou le cordon ombilical, calciné et bu tous les jours dans de l'eau d'auronne, est un remède fort estimé pour emporter les écrouelles de la gorge, pour l'épilepsie et les philtres, et pour faire mourir les animaux que les sortilèges engendrent dans le corps »

HARTMANN recommandait ce remède pour effacer les signes naturels, puis sous forme d'amulette contre la colique (1).

GEOFFROY (1) recommande d'utiliser le sang humain sous forme d'applications externes, en le faisant sécher sur le feu, puis en le réduisant en poudre que l'on insuffle ensuite dans les narines. Dans toutes ces méthodes qui reviennent au même, le sang agit par sa glutinosité qui le rend adhérent aux vaisseaux ouverts, comme une espèce de bouchon.

Le sang humain, bu chaud, remédie selon lui à l'épilepsie, et arrête toute sorte d'hémorragie; bu chaud ou réduit en cendres, il arrête pareillement les hémorragies externes, principalement celles du nez.

Il y a beaucoup de précautions à prendre dans la boisson du sang humain, d'autant qu'il rend non seulement les gens forcenés, mais qu'il engendre même l'épilepsie.

Le sang d'une accouchée enduit avec l'arrière-faix guérit la gale volage en une ou deux fois.

GEOFFROY, décrivant l'arrière-faix ou la délivre humaine l'ordonne intérieurement et desséché contre l'épilepsie et pour hâter l'accouchement.

La dose en est depuis un scrupule jusqu'à deux, pris dans du bouillon.

La distillation qu'on en fait fournit un sel volatile très efficace dans plusieurs maladies des femmes

---

(1) *Matière Médicale* de Geoffroy, Règne animal. Paris, 1757 fol. 461, t. VI.

pour faciliter l'accouchement et exciter le flux menstruel ; la dose en est d'une à deux cuillerées.

Voici la manière de préparer l'huile distillée de sang humain :

Sang de jeune homme au printemps, esprit de vin trois parties, mettez le tout dans une cucurbite bien bouchée en digestion dans du fumier de cheval durant quarante jours et quarante nuits. Distillez ensuite la matière à l'alambic au feu de cendres : l'huile sortira avec l'eau. Rectifiez l'une et l'autre au bain marie, et l'huile à la retorte.

L'huile est recommandée pour guérir radicalement l'épilepsie. On en doit prendre tous les jours demi-scrupule durant un mois entier. Elle est souveraine pareillement contre la paralysie, l'apoplexie, l'ulcère des poumons et la pleurésie.

Le *beaume antipodagrique* se prépare avec du sang humain tout chaud, qu'on laisse putréfier quelques jours, après quoi vous le distillez au feu de sable gradué.

Le calcul humain dissout le tartre et le calcul dans toutes ses parties. Il l'entraîne même dehors et convient aux obstructions. La prise en est de Zi en poudre.

ETTMULLER prescrivait d'en préparer un sel cristallin.

La graisse humaine, dit cet auteur, fortifie (1), dissout, adoucit les douleurs, ramollit la dureté des cicatrices et remplit les cavités de la petite vérole.

Les os humains sont dessiccatifs, discussifs, astrictifs et par conséquent propres à arrêter toute sorte de flux.

La moelle des os est célèbre pour la rétraction des membres.

Le crâne humain est spécifique contre les affections de la tête, notamment contre l'épilepsie, de sorte

---

(1) Le traité du choix des médicaments de *Daniel Ludovicus* commenté par *Michel Ettmuller*. Lyon, 1710.

qu'il rentre dans plusieurs compositions anti-épilep-
tiques.

Matthiolus prescrivait d'utiliser les os humains de
différentes manières pour guérir certaines infirmités
en appropriant chaque os à son membre.

« J'ai vu, dit-il, souvent l'os de test humain servir
grandement au Haut-mal, aux coliques graveleuses et
autres douleurs des reins. »

Matthiolus ajoutait :

« Le laict de femmes est très doux et fort nourrissant ;
il est bon ès yeux pleins de sang par coup, si on en
met dedans avec poudre d'encens ; et il est aussi profita-
ble aux goutteux, appliqué avec du jus de pavot, cérat.
Le dict laict est mauvais à ceux qui ont la fièvre, douleur
de teste, mal de nerfs, si ce n'est que pour les purger.

« On leur donne quelque fois de celuy qu'on appelle
Schiston, ce dernier se préparait de la manière suivante : on fait bouillir du laict dans un pot neuf, en
ayant soin de le remuer continuellement avec une bran-
che verte de figuier, puis on y verse du vinaigre miellé,
de sorte que « la mesgne se sépare de ce qui se caille
en fromage ».

« Le laict de femme est réfrigératif, lénitif, il guérit
la rougeur des yeux, et convient mieux aux phtysiques
qu'aucune autre espèce de laict. »

Le lait de femme déjà préconisé par Hippocrate
était prescrit contre la stérilité de la femme, à laquelle
on pratiquait des injections dans la matrice avec du
lait de nourrice, tandis que Jean Adern, chirurgien an-
glais, le préconisait sous forme d'injection contre les
blennorragies. J. de Monteux, médecin de Henri II,
le recommandait contre les douleurs des yeux, et Jean
Goeurot, médecin de François Ier, pour faciliter la
croissance des cheveux.

Puis, traitant du fiel, *Matthiolus* ajoute :

« Tout fiel est âcre et chaud, toutes fois les uns plus

les autres moins. Tout fiel fait aisément aller à selle,
surtout les petits enfans, en faisant un suppositoire de
laine trempée en iceluy. »

Le fiel de taureau est particulièrement bon à l'esquinancie, « estant oint avec miel guérit les ulcères du
fondement et les cicatrices.

« Le fiel d'ours mis en loch est bon à ceux qui sont
sujets au haut-mal. Le fiel de chèvre sauvage guérit
ceux qui ne voient goutte venant la nuit, s'ils s'en frot-
tent les yeux, tandis que le fiel de porc est fort profita-
ble aux ulcères des oreilles et autres. »

Nous ne pouvons entreprendre ici l'étude des grais-
ses, de la moelle, voire de la laine.

Pierre André (1) commentant l'action des urines,
dit :

« Il est bon à toute personne de boire son urine
contre la morsure des vipères, contre les poisons et au
commencement de l'hydropisie. La fomentation d'u-
rine est bonne pour fomenter la morsure d'un chien, en
y ajoutant du nitre ; elle guérit les démangeaisons et
les lèpres.

« Bouillie en escorce de grenade elle chasse hors les
vers des oreilles.

« L'urine de celui qui est encore en puberté beue
aide à ceux qui ne peuvent avoir leur aleine.

« Bouillie en un vaisseau de cuivre avec miel nettoye
les cicatrices et maille des yeux et oste les éblouisse-
ments de la veuë.

« L'urine guérit l'hydropisie, la jaunisse. On dit que
l'urine du mary buc facilite l'accouchement difficile.
Appliquée extérieurement elle dessèche la galle, empêche la gangrène, lâche le ventre en clystères. L'urine
mêlée avec du salpêtre nettoye les ordures de la tête,
apaise la fièvre.

----

(1) *Loc. cit.*

« L'urine fraîche d'un garçon de 12 ans, qui boive du vin se prépare comme suit :

« Distillez-la, à l'alambic, au bain marie.

« Cohobez la liqueur sur les faces et vous aurez un esprit d'urine avec son phlegme.

« Si vous sublimez cet esprit dans une phiole vous aurez un sel volatile d'une grande vertu pour pousser dehors la pierre des reins, bu dans une liqueur convenable.

« Pour préparer l'urine antiépileptique on met digérer l'urine avec le double de vitriol, puis on distille comme nous dirons sur le vitriol. »

Quercetanus en fait une longue description et en tire le phlegme ophtalmique, le phlegme antipodagrique, etc., etc.

«Pour le magistère d'urine ou du microcosme, on emploie : urine putréfiée et dépurée; distillez au bain marie jusqu'à ce que tout le phlegme soit sorti. Arrêtez alors le feu et rectifiez l'esprit dans une phiole à long col et vous aurez un sel volatile que vous ramasserez, etc.

« Il guérit ou du moins soulage plusieurs affections causées par le tartre. Il ne garantit des douleurs de la néphrite que si on en prend tous les mois avant la nouvelle lune. La prise en est de 7 à 8 à 9 grains. »

Selon Geoffroy (1), les urines sont une sérosité excrémentielle qui se sépare dans les reins, et qui après être descendue dans la vessie s'écoule hors du corps dans le temps convenable. Cette sérosité n'est pas purement aqueuse, elle est chargée d'un peu d'huile et de beaucoup de sels volatils, qu'elle a dissous en circulant dans le sang.

Ramazzini, dans son ouvrage des maladies des artisans, raconte qu'il est d'usage, en Italie, de guérir les jeunes filles souffrant de pâles couleurs en leur faisant

---

(1) *De la Matière médicale* de M. Geoffroy. Paris, 1757.

boire pendant quelque temps, le matin à jeun, un verre de leur propre urine.

Ce remède, dit-il, est encore utilisé dans l'hydropisie, dans la paralysie, la goutte, etc. La dose en est de 5 à 6 onces le matin à jeun. On s'en servait aussi sous forme de lavements contre la colique et la paresse du ventre ; le sel qu'elle contient servant d'aiguillon rend les lavements plus purgatifs que ceux qui sont simples et émollients.

Un manuel de Matière médicale de 1716 préconisait les vertus du beaume d'urine comme suit : « Elle guérit l'hydropisie, la suppression de l'urine et des règles, empêche la corruption, guérit la peste, les fièvres de toutes natures, etc. » De sorte que Mme de Sévigné pouvait écrire à sa fille:

« Pour mes vapeurs je prends huit gouttes d'essence d'urine » qu'elle dénommait ainsi : Eau d'Emeraude ou plutôt Teinture bleue d'Emeraude.

Dioscoride conseillait déjà de boire l'urine des petits enfants mordus par une vipère ; celle du taureau additionnée de myrrhe contre les douleurs d'oreilles, du sanglier contre les douleurs de la vessie, de la chèvre contre l'hydropisie.

On en préparait aussi, selon *Ambroise Paré*, un baume contre le prurit des paupières. Il dit : « Prenez de l'urine du patient et la mettez dans un bassin de barbier pour l'espace d'une nuit et d'icelle le malade lavera ses yeux. »

Lusitanus préconisait pour faciliter les couches difficiles d'ordonner à la femme de l'urine du mari, et *Ettmüller* prétendait qu'un goutteux s'était guéri en donnant à manger à un chien un morceau de lard, qu'il avait fait bouillir dans sa propre urine.

Jean de Renou (1) dit ce qui suit... « Finalement

(1) Jean de Renou, *Institutions Pharmaceutiques* et *Traité de matière médicale*, Paris, 1608.

depuis que les excrémens et urines des dits animaux ont aussi leurs particulières vertus, il n'est pas messéant au pharmacien d'en tenir dans sa boutique et particulièrement la fiente de chèvre, de chien, de cigogne, de paon, de pigeon, de musc, de civette et les poils de certains animaux. »

Lemery, dans son *Dictionnaire universel des drogues simples* insiste sur le fait que la pierre hystérique appliquée sur le nombril d'une femme s'y attache et abat les vapeurs, tandis que la pierre d'aigle est astringente et propre pour arrêter le cours du ventre.

Van Helmont ordonnait à ses malades souffrant de pleurésie, la poudre faite avec la verge d'un cerf ou d'un taureau, et de mettre des crapauds vivants autour des reins des personnes souffrant d'hydropisie, tandis que *Charras* leur ordonnait du sel de crapauds.

Christoforo a Costa (1) préconisait pour faire plaisir aux dames de leur donner l'herbe d'amour, tandis que *Jean de Renou* ordonnait *ad stimulum veneris* de leur administrer des cervelles de moineaux.

Le sonnet de *Courval* (2) fait remarquer que « le cœur de tourterelle avalé tout chaud a une propriété particulière pour guérir les fièbvres intermittentes et que le scorpion apposé sur la mesme playe, qu'il a faicte, résiste au venin et guérit le patient ».

Il ajoute : « Le cœur de corbeau porté en soy retarde et empesche le sommeil, à l'opposite le cœur de la chauve-souris l'excite.

« Les crins de cheval étaient prescrits contre la dissenterie, et les vapeurs de son sabot brûlé, contre l'hystérie, ses excréments crus ou calcinés contre les hémor-

---

(1) *Christophore de la Coste. Traité des drogues et des médicaments qui naissent aux Indes*, traduit en françois par Anthoine Colin, maistre apothicaire de Lyon, 1619.

(2) *Sonnet de Courval et Satyre contre les Charlatans et pseudo-médecins*, Paris, 1610.

ragies, et mélangés à de la bière, contre la pleurésie.

Jérôme de Monteux, médecin du Roi Henri II, pi
tendait « que le sang de renard a vertu de rompre
pierre au rein et à la vessie moyennant qu'on s'en (
gne souvent les reins et les génitoires le plus chaud(
ment que faire se pourra.

« Et que pour garder que la femme mariée ne s'a
bandonne à un autre qu'à son mari luy faut donnér
boire secrètement le foye d'une hirondelle brûlé(
mis en poudre et meslé au vin. » (*Voir Claude Va(
gelas*) (1).

Primerose (2) prétendait que l'urine de chien était
efficace contre la carie des dents et les verrues (qu'
sa graisse guérissait tous les maux.

Jean de Renou (3) vantait les effets thérapeutiq
de la graisse d'homme comme un nervin qui, selon Van
Helmont, empêchait la contracture des membres et,
selon Sennert, faisait disparaître les traces de pustules
varioliques.

Prescrite intérieurement cette graisse d'homme dis-
sipait le marasme et la constipation.

« La graisse humaine est anonyde, émolliente et
résolutive, dit Geoffroy, quelques médecins la conseil-
lent prise intérieurement contre le marasme, les maladies de consomption et pour dissoudre le sang coagulé
dans quelque viscère. »

Elle donnait, soumise à certaines manipulations,
l'Oleum philosopharum, le remède par excellence des
catarrheux, et guérissait aussi les tumeurs.

---

(1) Claude Valgelas, docteur en médecine : « *Conservation de
santé et prolongation de vie* », traduit en françois par maistre
Claude Vargelas, Paris, 1572.

(2) Primerose, *De Valgienoribus in Medicina*, t. IV, Ams-
terdam, 1639.

(3) Jean de Renou, *Traité de matière médicale. Institutions
pharmaceutiques*, 1608.

(4) Sennert, *de Febribus*.

Pour être efficace, elle devait provenir d'un pendu, en sorte que le bourreau et ses aides réalisaient ainsi par cette vente de jolis bénéfices. Les sorciers employaient aussi de la graisse d'homme dans leurs incantations.

La *pharmacopée raisonnée de Schröder*, par Ettmüller (1), énonçait que les cheveux sont recommandés pour faire croître et venir les cheveux ; on en distille de l'eau, dont on oint la tête avec du miel. Ils remédiaient à la léthargie et aux autres affections soporeuses, réduits en cendres et saupoudrés sur la tête ; on boit cette cendre contre la jaunisse. Les cheveux se distillent à la retorte au feu de sable modéré.

Geoffroy (2), s'adonnant à l'étude de ces médicaments dit : que les cheveux sont propres pour calmer les vapeurs ; on les brûle et l'on en fait sentir l'odeur aux malades. Ils donnent par la distillation un sel volatil très pénétrant qui est recommandé dans l'épilepsie, l'apoplexie, la léthargie et autres affections vaporeuses.

La dose en est depuis six grains jusqu'à seize dans quelque liqueur convenable. La cendre des cheveux, infusée depuis un demi-gros jusqu'à un gros dans un verre de vin, est un bon remède contre la jaunisse.

On prend cette infusion le matin à jeun après l'avoir passée au travers d'un linge, et l'on continue ainsi pendant quelques jours.

Les ongles, pris en poudre ou infusions, provoquent des vomissements et on dit que les rognures des ongles des pieds et des mains liées au nombril tirent les eaux des hydropiques.

Ettmüller ajoutait que ces rognures d'ongles délayées

---

(1) *Pharmacopée raisonnée de Schröder*, commentée par Ettmuller, Lyon (1648) et le *Traité du choix des Médicaments*, par Daniel Ludovicus, commenté par Michel Ettmüller. Lyon, 1710.
(2) *De la matière médicale*, de M. Geoffroy. Paris, 1757.

dans des œufs guérissent la fièvre des oiseau
devait préparer ce remède comme suit :

Mettez macérer les ongles ou rognures d'ongl   en
poudres, dans un bon vin, jusqu'à ce qu'il se fas   un
mucilage, philtrez la liqueur et ajoutez à la philtratio
une once d'esprit de vin, puis gardez le tout pour l'u
sage. La prise est d'une Z i à Z v i. Les ongles sont
nombre des antiépileptiques.

Les ongles des doigts et des pieds purgent avec vi
lence par haut et par bas, c'est un remède d'a né   qui
ne convient qu'à des gens robustes comme les sol
on le recommande aussi contre l'épilepsie.

Selon *Geoffroy*, la cire des oreilles, dénommée
rumen Aurium, possède une qualité savonneuse
stringente et détersive. L'amertume de cette cire
cousistance donnent bien à croire qu'elle est d
nature vulnéraire, aussi ses effets répondent-ils à
idée, car elle est très utile dans les piqûres .'
et des tendons.

Agricola, parlant de cette cire dans *Sa petite chiru*
gie, nous donne une formule servant à guérir d'une
manière surprenante les inflammations, les tumeurs des
articulations et les abcès.

« Prenez, dit-il, de la cire d'oreilles, trois gros, du
sucre de Saturne deux gros, de l'huile exprimée de
noisettes une quantité suffisante. Mêlez ces drogues et
faites épaissir sur un feux doux.

La cire d'oreilles guérit promptement les petites
écorchures qui se font autour de la racine des ongles.

A ce sujet les *Ephémérides d'Allemagne*, Vol. II, re-
latent « qu'un vieil Imprimeur portant lunette depuis
très longtemps parvint à s'en passer, et à augmenter sa
vue. en oignant les angles internes des yeux et des pua-
pières avec de la cire d'oreilles ».

Quant à la salive, Geoffroy dit qu'elle n'est pas une
liqueur simple et purement aqueuse, elle contient un

...atil salé et ammoniacal, qui lui donne une qua-
vonneuse, détersive, vulnéraire et la rend suscep-
..le diverses propriétés.

.. l'applique avec succès sur les dartres, les déman-
...sons et les écorchures, et plusieurs personnes se
... ...éries des hémorroïdes, dont elles étaient incom-
.. ... depuis longtemps en les frottant avec du pa-
p ... bibé de salive.

...)r.*Hunenvolff*, dans les Ephémérides d'Allema-
.. ...urie II, année III, page 195, rapporte à ce sujet
.. ... ses frères se fit en disséquant avec son scal-
... blessure à la cornée, d'où il sortit sur-le-champ
.. ...r d'humeur aqueuse : le seul remède utilisé en
.. contre l'accident fut que sa mère lui lécha le
.. .. jeun, pendant quelques jours, l'endroit de la
.. ..., ce qui le guérit très promptement.

.. mêmes Ephémérides, décurie III, années V et VI.
.. ... aussi une observation curieuse due au
.. ...l de Moschau concernant l'utilité de la salive
..omme fébrifuge.

Ces mêmes Ephémérides, décurie I, années IX et X,
fol. 324, contiennent les observations du Dr *Ledelius*
quant à l'utilité de la salive et du sang humain. Car,
dit-il, on sait par expérience que des hommes sont
devenus phrénétiques et maniaques après avoir bu du
sang humain.

Le crâne humain est aussi fort vanté pour ses propriétés médicinales contre l'épilepsie, l'apoplexie et les
autres maladies du cerveau. Il agit par le sel volatil
qu'il contient. On doit le choisir provenant d'un homme vigoureux, sain, mort de façon violente et qui n'ait
pas été enrhumé.

Ces divers médicaments très en faveur furent égale-
ment utilisés au commencement du xviie siècle, ainsi
que nous l'avons énoncé dans notre travail « De la
Mumie, ou d'un Remède démodé ». Ils sont comme

Remèdes sympathétiques la base de la pratique du magnétisme appliqué à la thérapeutique.

Il s'agissait dans ce cas d'opérer des cures à distance et on utilisait à cet effet quelques gouttes de pus ou 'e sang du malade que l'on recouvrait d'une poudre sympathique (1). Voir l'opuscule : « *La poudre de sympathie victorieuse.* » Paris, 1668, folio 24.

Le *Chevalier Digsby* enseignait, d'après ce qu'i avait vu, que la plaie d'une personne blessée guéri sait par l'emploi de ce nouveau remède.

Van Helmont racontait avoir guéri une personn dont le nez avait été coupé en recourant à l'autoplasti c'est-à-dire en empruntant un lambeau de chair bras d'un domestique ; malheureusement le patient dut faire la triste expérience que son nez se putréfia dès que le domestique mourut.

Nicolas Papin publia même à Paris un traité « *De pulvere sympathico, 1650* » (2), dans lequel il combat les objections émises par Cattier, médecin ordinaire de Louis XIV, qui ne pouvait admettre ce mode de traitement.

On y procède par trois moyens différents : « Le premier et le meilleur est de mélanger de la fiente toute chaude avec de la levûre de bière et de la fleur de vin, qui fermente encore, et de laisser cette mixture en lieu chaud. On dit qu'un homme, dont on a pris la fiente, aura la dhiarrée autant de tems que cette mixtion fermentera.

« La seconde manière est de prendre un os d'un homme mort, d'en remplir la cavité avec de la fiente chaude d'un homme vivant, et de mettre cet os ainsi rempli dans de l'eau chaude, et qu'aussi longtemps que

---

(1) Voir *le discours touchant la guérison des plaies par la poudre de sympathie* (Paris, 1681, page 17).

(2) Papin : *la Poudre de sympathie défendue contre les objections de M. Cattier*, Paris, 1651.

…au sera chaude l'homme sera travaillé d'une dhiarrée.

« La troisième est de renfermer la fiente chaude d'une personne dans un linge, de mettre ce nouet dans une rivière et durant qu'il y restera l'homme chiera toujours au lit (1). »

IV. — DES PHARMACIENS D'ALORS

Il ne faut pas croire, d'après ce qui précède, que la gent pharmaceutique ne fût pas contrôlée et que la valeur de ces préparations thérapeutiques ne fût pas rigoureusement mise à l'épreuve.

Car nous lisons dans le magnifique ouvrage de M. Baudet (2) :

« Les premiers Gaulois, comme d'ailleurs tous les peuples primitifs, utilisèrent par flair les premières drogues thérapeutiques.

« Les druides s'emparèrent ensuite de la haute justice et surveillèrent la pratique médicale, qui était premièrement confondue dans un exercice commun, et qui petit à petit se scinda en deux, selon les aptitudes et les talents de chacun.

« Les premiers simples qu'ils prescrivirent furent le selage, la jusquiame, le sureau, la primevère, le trèfle, l'angélique, la sauge, etc.

« Ils augmentèrent petit à petit aussi leurs connaissances botaniques et thérapeutiques lors de leurs incursions en pays étrangers, adoptant ainsi la manière de voir de leurs voisins. »

Nous ne possédons malheureusement pas de données certaines concernant cette époque si reculée de notre histoire, ni de celles se rapportant au règne des premiers Capétiens et de la Féodalité.

---

(1) Ettmuller, *Traité du bon choix des médicaments*, de *Daniel Ludovicus*, Lyon, 1700, fol. 200.

(2) Baudet : *la Pharmacie en Bourgogne*. Paris, 1905.

Les thaumaturges guérisseurs apparurent avec les premiers missionnaires chrétiens et constituèrent les premiers apothicaires, dont le nom provient de Apotheca, ce qui signifie, en grec, boîte à renfermer les médicaments, c.-à-d. boutique.

L'apothicaire primitif, plus marchand que préparateur, plus droguiste que pharmacien, s'éleva peu à peu au rang qu'il acquit sous les premiers ducs de Bourgogne, c'est-à-dire qu'il devint l'homme de confiance, le dépositaire particulier du prince et ne rentrait ni dans la classe des officiers ni dans celle des barbiers et des médecins, ni dans celle de la valetaille.

Il était l'homme de confiance, la personne à laquelle le prince confiait souvent les secrets d'Etat.

C'est la raison pour laquelle Robinet annonça la délivrance de la comtesse de Navarre ; que Barthélemy le Jay put commander à l'épicier Jehan Pin, marchand de Bruxelles, les drogues nécessaires à l'embaumement du duc Philippe le Hardi, mort à Halle, près de Bruxelles.

Il utilisa à cet effet 6 livres d'aloès, 6 liv. de macis, 2 liv. d'oliban, 2 liv. de colophane, 1 liv. de safran, 6 liv. de myrrhe, 3 liv. de cannelle, 4 liv. de fleur de laurier, 10 liv. de galipot, 2 liv. de girofles.

L'épicier d'alors ne vendait que les épices, tandis que l'apothicaire ne délivrait que les drogues premières destinées à la confection des remèdes, ce qui lui rapportait de jolis bénéfices, si nous en jugeons par la fortune que laissa Sancenot de Bercey.

Ne pouvant suffire à leurs divers travaux, les apothicaires d'alors acceptèrent des jeunes gens intelligents comme apprentis.

Ces derniers faisaient, pendant un temps déterminé, leur stage chez le maître, puis devaient passer par le compagnonnage pour acquérir ensuite le titre de maître.

Ils n'obtenaient ce titre qu'après avoir fait leur chef-

d'œuvre, tel que les plus anciens règlements le prescrivaient.

Ces règlements, remontant au xıv⁰ siècle, ordonnaient
en outre aux épiciers de ne vendre que des drogues
entières, et n'autorisaient que les pharmaciens à les
vendre sous formes de poudre.

Le docteur Dorveaux (1), le distingué bibliothécaire
de l'Ecole supérieure de Pharmacie de Paris, auquel
nous nous faisons un devoir de présenter ici nos respectueux remerciements pour toutes ses bontés, a traduit l'*Antidotaire Nicolaï*, vieux recueil décrivant la
manière de préparer à cette époque les médicaments
tels que les médecins d'alors les prescrivaient. Preuve
que l'apothicaire possédait à cette époque une pharmacopée et des règlements très stricts, qui furent parfois
méconnus.

Les ordonnances royales de Philippe VI, du 22 mai
1336, ordonnent aux apothicaires, à leurs valets et
aux herboristes de soumettre leurs denrées à l'examen
des médecins de la Faculté, tandis que celles d'août
1353 prescrivaient que « nul ne pourra entreprendre
le commerce d'apothicaire s'il ne scait lire ses receptes ».

Celles-ci ordonnent en outre « que tout apothicaire
devra inscrire sur le pot l'an, le mois, le jour de la
confection du médicament et que ce dernier sera vendu
à loyal, juste et modéré prix ».

L'antidotaire de Nicolas fut, pendant de nombreuses
années, le guide officiel de tous les apothicaires et resta
jusqu'en 1637 le codex officinal.

Les ordonnances de 1484 différenciaient aussi les deux
métiers d'apothicaire et d'épicier, le premier devant faire
quatre années d'apprentissage, passer un examen et
faire un chef-d'œuvre « tant en cire, confitures que

____

(1) D' Dorveaux *l'Antidotaire Nicolaï*, Paris, 1896, fol. 7, chez
H. Welther.

dispensation de poudres, composition de recettes
connaissance des drogues », puis trois années
compagnonnage.

Ils falsifiaient toutefois déjà leurs drogues. V
Symphorien Champier, qui écrivait en 1531 : «
nous vendent les os de cheval au lieu des os corde ce
et en trouverez plus à vendre, que n'a cerfs en tou
la France, Italie et Espagne ». Voir le *Myrouel de*
appothicaires et pharmacopoles, Lyon. 1531. Li
Benancio (1) faisait la même remarque ains
Caquets de l'accouchée : « Une femme ayant hal
longtemps la maison d'un apothicaire ne lui a jap
vu employer que les herbes que l'on racle sou
dans nos jardins ».

Le journal de Henri IV (2) rapportait la confe
d'un apothicaire comme suit : « Il n'estoit point
de bonne rhubarbe en sa boutique il y avoit pl
trente ans. De sorte que la Faculté, pour remédie
état de choses, se préoccupa, sur l'ordre du Parle
de rédiger un nouveau codex dans les années 159
codex qui ne fut terminé qu'en 1637 et qui fit approuver
les règlements suivants exigeant : un examen officiel
des aspirants, qui devaient en payer les frais pouvant
s'élever à 100 sols tournois. Ces examens se prati-
quaient devant deux apothicaires jurés et deux médecins et échevins délégués ;

Une visite annuelle des drogues une fois l'an ;

L'interdiction aux étrangers de vendre des drogues
et des compositions ;

La destruction publique des remèdes falsifiés ;

La séparation publique des 3 métiers : d'apothicaires
d'avec les épiciers et les *estassoniers ;*

---

(1) *Déclaration des abus et tromperies que font les aphoticaires*
fort utile et nécessaire à un chacun studieux et curieux de sa
santé. Composée par Maître Benancio. 1556.

(2) *Journal de Henri IV*, 12 novembre 1596, Ed. Michaud.

La veuve pouvait continuer à tenir boutique.

Ces prescriptions furent respectées et exécutées, omme nous pouvons nous en rendre compte par ces etits mémoires concernant : *les Apothicaires de Dijon :*

En la boutique de Maistre Anthoine Gautthier bien arnie et les compositions faites *secundum artem.*

« En la boutique de maistre Jehan des Bordes avons isitée, et l'avons trouvée mal et insuffisamment gar-ie et luy a esté faict commandement de as un moys la garny selon qu'il appartient, etc.

« Guillaume Viard, apothicaire, n'a fait que deux compositions pour son chef-d'œuvre, la chambre lui enjoins de continuer et de parfaire son chef-d'œuvre dens les 6 mois. 17 oct. 1572. »

Il existait en outre d'autres pharmacopées... tels le *quidon des apothicaires par Valérius Cordus.* Lyon, 72 ; et la *Concordia Pharmacopolorum Barcina-ensium.* Barcelona, 1535, par Solanus Narcissus.

D'autres règlements de date plus récente prescri-raient que les épiciers ne devaient vendre que des confitures, des épices, des fruits confits, des fleurs, des fruits, des racines conservées en miel. Que les estas-sonniers ou chandeliers ne devaient vendre que des chandelles et des graines.

Tous deux étaient donc en lutte avec les apothicaires qui accaparèrent ensuite les attributions d'infirmiers et préconisèrent l'emploi de l'antimoine (1), d'où s'éle-vèrent des compétitions entre les pharmaciens, les médecins et les chirurgiens d'alors.

Ceux-là durent se soumettre aux lois encore en vigueur actuellement, c'est-à-dire ne pas délivrer de remèdes sans l'ordonnance d'un médecin, d'avoir un livre d'ordonnances en règle, une armoire à poisons

---

(1) Philippe Guyber, médecin charitable, enseignant de préparer les remèdes soi-même.

(fol. 149) et de soumettre à une visite officielle leurs boutiques deux fois l'an, ainsi que de posséder une pharmacopée reconnue.

Nous ne pouvons dans ce travail nous étendre plus longuement sur l'historique si intéressant de la vie du pharmacien d'alors qui, comme nous avons pu le voir, devait se soumettre à certaines lois et posséder une pharmacopée reconnue. Celle-ci pouvait varier selon les provinces et les années.

Les apothicaires en ce qui concerne leurs boutiques habitaient, selon Jandun (1), à Paris, sur le Petit Pont, où ils étalaient avec complaisance leurs beaux vases renfermant les remèdes les plus recherchés, puis ils se firent construire des maisons ou louèrent des boutiques, n'ayant premièrement pour tout ornement que les énormes mortiers en fer destinés aux pulvérisations, les lourdes amphores en terre cuite et les boîtes dénommées silènes, dans lesquelles reposaient les médicaments . Petit à petit , ces divers ustensiles furent ornementés, les boutiques prirent un air pimpant et comme Jean de Renou nous le décrit en 1607, elles devinrent même un lieu de rendez-vous. C'est la raison pour laquelle nous trouvons tant de jolies choses datant de ces temps, hélas ! envolés, et qui figurent, en ce qui concerne Paris, dans un musée spécial d'antiquités pharmaceutiques, à l'Ecole Supérieure de pharmacie, où M. le Professeur Perrot, le dévoué directeur du Musée pharmacognostique, l'installa avec tout le goût et l'érudition qu'il possède à un si haut degré.

---

(1) De Laudibus Parisius, t. IV, éd. Le Roux, 1867, Paris.

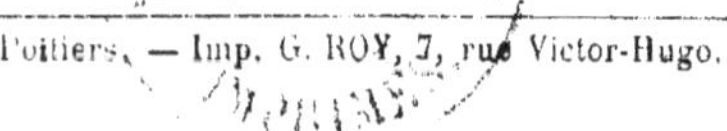

Poitiers. — Imp. G. ROY, 7, rue Victor-Hugo.